BEI GRIN MACHT SICH IHR WISSEN BEZAHLT

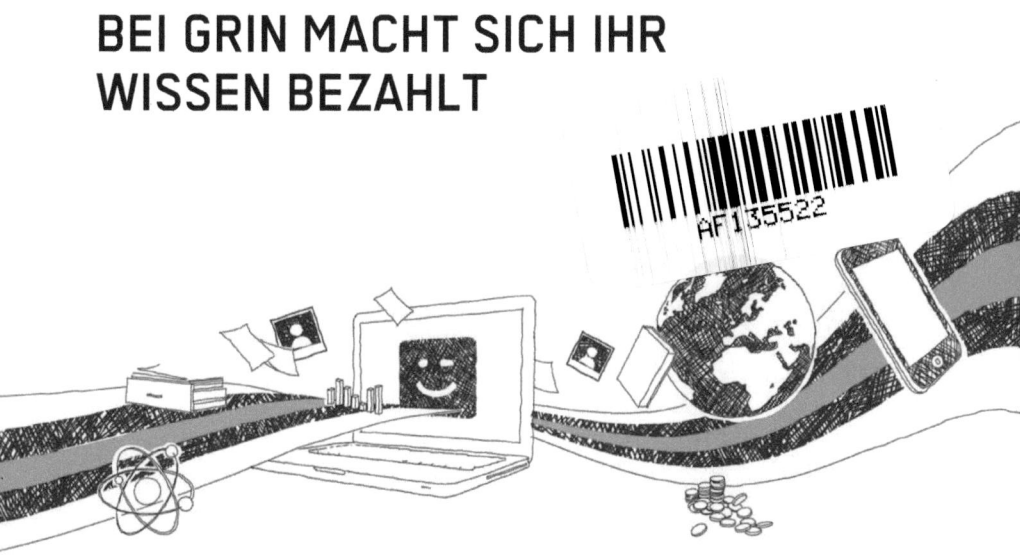

- Wir veröffentlichen Ihre Hausarbeit,
  Bachelor- und Masterarbeit

- Ihr eigenes eBook und Buch -
  weltweit in allen wichtigen Shops

- Verdienen Sie an jedem Verkauf

Jetzt bei www.GRIN.com hochladen
und kostenlos publizieren

GRIN

Bibliografische Information der Deutschen Nationalbibliothek:

Die Deutsche Bibliothek verzeichnet diese Publikation in der Deutschen National-
bibliografie; detaillierte bibliografische Daten sind im Internet über http://dnb.d-
nb.de/ abrufbar.

Impressum:

Copyright © 2017 GRIN Verlag
Druck und Bindung: Books on Demand GmbH, Norderstedt Germany
ISBN: 9783346217905

Dieses Buch bei GRIN:

https://www.grin.com/document/899588

Victoria-Katharina Schnadt

Übergewicht bei Kindern. Erstellung eines Bewegungs-programms für Kindergartenkinder

GRIN Verlag

GRIN - Your knowledge has value

Der GRIN Verlag publiziert seit 1998 wissenschaftliche Arbeiten von Studenten, Hochschullehrern und anderen Akademikern als eBook und gedrucktes Buch. Die Verlagswebsite www.grin.com ist die ideale Plattform zur Veröffentlichung von Hausarbeiten, Abschlussarbeiten, wissenschaftlichen Aufsätzen, Dissertationen und Fachbüchern.

Besuchen Sie uns im Internet:

http://www.grin.com/

http://www.facebook.com/grincom

http://www.twitter.com/grin_com

FOM Hochschule für Oekonomie & Management Standort Köln

Berufsbegleitender Studiengang zum
Bachelor of Science – Betriebswirtschaft &
Wirtschaftspsychologie
5. Semester
Modul: Gesundheitspsychologie

Thema:
Bewegungsprogramm für
Kindergartenkinder zur Vorbeugung von
Übergewicht

Autor/in: Victoria Katharina Schnadt

Abgabedatum: 01.11.2017

Abstract

Die Hausarbeit erklärt die Problematik und die damit verbundenen Folgen von Übergewicht bei Kindern in Deutschland. Dabei wird auf den Zusammenhang zwischen Bewegungsmangel, schlechte Ernährung und Adipositas durch die Bundesweiten Kinder- und
Jugendsurveys (KiGGS) hingewiesen. Durch die erwähnte Studie gibt es bereits einige Präventivprogramme der unterschiedlichen Bundesländer, die beispielhaft erwähnt werden.
Auf diese Weise wird verdeutlicht, dass durch die Politik Maßnahmen ergriffen werden, um
die Situation zu verbessern. Des Weiteren wird ein eigenentwickeltes Bewegungsprogramm
„Mach's mit Conny" zur Vorbeugung von Übergewicht bei Kindern vorgestellt, welches
den Kindern die Vorteile einer gesunden Ernährung präsentiert und Spaß an Bewegung
vermitteln soll. In Hinblick auf die Umsetzung dieser existieren Probleme, die jedoch durch
etwaige Gegenmaßnahmen behoben werden können.

Inhaltsverzeichnis

Tabellenverzeichnis

Abbildungsverzeichnis

Abkürzungsverzeichnis

BMAS	Bundesministerium für Arbeit und Soziales
BzGa	Bundeszentrale für gesundheitliche Aufklärung
DGE	Deutsche Gesellschaft für Ernährung
HBM	Health-Belief-Model
KiGGS	Kinder- und Jugendgesundheitssurveys
WHO	World Health Organization

1. Einführung

1.1 Zielsetzung dieser Arbeit

Die Problematik des Übergewichts von Kindern hat in den letzten Jahren stark zugenommen. Dabei handelt es sich um einen immer wichtigeren Trend, was die bundesweiten Kinder- und Jugendgesundheitssurveys (KiGGS) belegen. In Deutschland ist gegenwärtig zu beobachten, dass die Zahl der übergewichtigen Kinder stagniert.[1] Je nach Bundesland liegt diese bei 8,2% bis 12%, wobei 2,8% bis 5,3% davon adipös sind.[2] Dieser Trend wird auch von der aktuellen, noch laufenden Studie des „KiGGS" unterstützt. Demzufolge stufen 94 % aller Eltern den Gesundheitszustand ihrer Kind als „gut" ein.[3] Zugleich ändert das nichts an der Tatsache, dass jedes 10. Kind in Deutschland übergewichtig ist und unter psychischen Auffälligkeiten leidet.[4] In diesem Zusammenhang wurde zwischen 1990 und 2014 ein rasanter Anstieg von adipösen Einschulungskindern verzeichnet, wobei auffällt, dass die meisten Kinder aus sozialschwachen Familien kommen.[5] Es offenbart sich somit, dass die Problematik schon vor der Grundschule beginnt, sprich im Kindergarten. Daher wurden Präventivprogramme ins Leben gerufen, die gegen die Problematik von übergewichtigen Kindern vorgehen sollen (hierzu mehr in Kapitel 2.3).

Seit 2016 ist eine Stagnation bzw. ein leichter Rückgang von adipösen Einschulungskindern festzustellen. Die vor 10 Jahren ins Leben gerufenen Maßnahmen haben sich somit ausgezahlt. Heute treiben drei Viertel der Kinder regelmäßig Sport und 90% nutzen die U-Untersuchungen(Früherkennungsuntersuchung).[6] Dennoch gibt es in Deutschland derzeit nur die Möglichkeit die Gesundheitsförderung unter anderem bei Schuleingangsuntersuchungen festzustellen, welche lediglich das Altersspektrum der Kinder und Jugendlichen von 6-12 Jahren umfassen. Die aktuellen Geschehnisse lassen es notwendig erscheinen zu verstehen, welche präventiven Maßnahmen zum weiteren Rückgang von Übergewicht nütz-

---

[1] Vgl. Deutsche Gesellschaft für Ernährung e.V. (2017).
[2] ebd.
[3] Vgl. Bundesministerium für Gesundheit (2017).
[4] Vgl. Deutsche Gesellschaft für Ernährung e.V. (2017).
[5] ebd.
[6] Vgl. Bundesministerium für Gesundheit (2017).

lich sind, um die eingangs beschriebene Problematik der Fettleibigkeit noch stärker zu bekämpfen. Auch deshalb sind nationale sowie internationale Organisationen, darunter die Weltgesundheitsorganisation, darum bemüht Projekte ins Leben zu rufen, wodurch dieser Zustand bekämpft werden soll.

1.2 Vorstellung der Kapitelstruktur

Die vorliegende Arbeit beschäftigt sich mit dem speziellen Themenfeld Übergewicht und Bewegungsmangel bei Kindergartenkindern. Vor diesem Hintergrund soll ein Modell sowie Konzept definiert werden, um dieses anschließend zu einem gesundheitsförderlichen Bewegungsprogramm zu entwickeln. Bei den Ausführungen wird lediglich Stellung genommen zu den Kindergartenkindern in Deutschland. Insofern soll die folgende Fragestellung beantwortet werden: „Wie und durch welches Bewegungsprogramm kann gegen Übergewicht bei Kindern vorgegangen werden?".

In Hinblick auf die Beantwortung dieser Frage wird zunächst in Kapitel Zwei eine kurze Definition zum Bewegungsmangel gegeben, welche zugleich die Ursachen dafür aufzeigt. Anschließend wird die Bedeutung des Bewegungsmangels bei Kindergartenkindern genauer beleuchtet. Es soll auf diese Weise ein Verständnis geschaffen werden für die Problematik der in Kapitel 2.3 erläuterten Gesundheitsförderung. Anschließend wird in Kapitel Drei das Modell der gesundheitlichen Überzeugung vorgestellt. Dabei wird die Bedeutung des Modells und die damit verbundene Theorie für Kinder in Deutschland durch die in Bezugnahme von Einflussfaktoren erläutert, sodass aufbauend darauf in Kapitel Vier das selbstentwickelte Bewegungsprogramm für Kindergartenkinder betrachtet wird. Dieses wird im letzten Unterpunkt des vierten Kapitels kritisch gewürdigt, woraufhin die Arbeit abschließt mit einem Fazit, welches die obige Fragestellung beantwortet und einen genauen Ausblick in die Zukunft bringt.

2. Bewegungsmangel

Bewegungsmangel kann auch als ein geringes Maß an körperlicher Betätigung verstanden werden, der dazu beiträgt, dass sich Übergewicht, aber auch motorische Defizite bilden, welche die unmittelbare und damit verknüpfende Folge dessen bilden. Aufgrund der Tatsache, dass Kinder heutzutage mehr Zeit zu Hause vorm Computer oder anderen elektronischen Instrumenten verbringen und eine Betätigung außerhalb des Hauses nicht Spaß macht oder gar unmöglich ist, kommt es dazu, dass der Körper sich nicht betätigt und sich natürliche Fettzellen am Körper bilden. Dies kann sich schwer auf die Psyche des Kindes auswirken, das Studien zu Folge meistens in einem vergleichsweise armen Umfeld aufwächst, welches wiederrum keinerlei Beitrag zu einer gesundheitsbewussten Ernährung des Kindes leistet.

2.1 Definition und Ursachen des Bewegungsmangels

„Unter Bewegungsmangel versteht man ein chronisches Defizit an körperlicher Betätigung bzw. körperlichem Training. Es kann die Vitalität des Körpers reduzieren und pathophysiologische Prozesse auslösen"[7]. Daher ist nach Hurrelmann Bewegungsmangel als prägend für motorische Defizite, Übergewicht, Verhaltensauffälligkeiten und gilt als eine der Hauptursachen für körperliche, psychische und soziale Entwicklungsstörung.[8] Eine der Hauptgründe von Bewegungsmangel scheint die Bewegungsarmut zu sein. Diese kommt zustande durch die Technisierung der Umwelt.[9] Die Bewegungslosigkeit des Menschen macht sich z.B. durch die Nutzung von Aufzügen statt Treppen bemerkbar, wodurch der Mensch nicht so viel Energie verwendet und sich weniger bewegt.[10] Bei genauerem Betrachten von Kindern macht sich ein Mangel an Bewegung vor allem im Freizeitleben bemerkbar. Genauer gesprochen legen die unter 18-jährigen nicht sehr viel Wert darauf Zeit draußen zu verbringen. Stattdessen widmen sie sich Computern, IPads, Smartphones oder

---

[7] Mehling, P. (2017).
[8] vgl. Hurrelmann, K. (2003), S. 179.
[9] vgl. Hurrelmann, K. (2003), S. 181.
[10] ebd.

3

nutzen Spielekonsolen.[11] Der Grund dafür, dass Kinder selten draußen Zeit verbringen, ist auch das häufige Umziehen von Familien in die Innenstadt. Dadurch ist es für Kinder schwierig auf der Straße bzw. draußen zu spielen.[12] Gleichzeitig ist der Freundeskreis begrenzt als im Vergleich zu Kindern, die auf dem Land wohnen.[13] Dass zwischen dem durch Fernsehkonsum verursachten Bewegungsmangel und Übergewicht ein Zusammenhang besteht, beweisen Studien, wie die des Deutschen Sportbunds. Demnach haben übergewichtige Kinder einen höheren Fernsehkonsum als normalgewichtige Kinder.[14] Um einen Beitrag zum Gesundheitsbewusstsein zu leisten sind Hersteller von Spielkonsolen dazu übergegangen Spiele zu entwickeln, wodurch die Bewegung der Kinder unterstützt wird.[15] Eine weitere Ursache von Bewegungsmangel ist die soziale Umgebung, in der das Kind aufwächst. Diese ist geprägt von Ausbildung, Qualifikationen und dem Einkommen, was wiederrum die Erziehung und Entwicklung des Kindes beeinflusst.[16] Eine Studie der Bundesregierung aus dem Jahr 2001 zeigt deutlich den positiven Zusammenhang zwischen dem Gesundheitszustand des Kindes und der sozialen Lage der Eltern. [17]Die eingehende Problematik der sozialen Lage verdeutlicht, dass Kinder die in minderen Bildungsschichten aufwachsen nicht die finanziellen Mittel haben, um sich beispielsweise in einem Sportverein anzumelden. Ebenso fehlt es in den Familien der sozial Schwächeren häufig an Aufklärungsarbeit, welche die Wichtigkeit von Bewegung und einer gesunden ausgewogenen Ernährung aufzeigt. [18] Daher versucht die Weltgesundheitsorganisation durch Förderprogramme die sozialen Ungleichheiten zu minimieren, um eine gesundheitliche Gleichheit herzustellen.[19]

---

[11] vgl. Meinel, K. (1998), S. 20f.
[12] vgl. Zimmer, R. (2001b), S. 13.
[13] ebd.
[14] vgl. Deutscher Sportbund (2003).
[15] vgl. Kretschmer, J. (2004), S. 430.
[16] vgl. Hurrelmann, K. (2003), S. 170.
[17] vgl. Bundesministerium für Arbeit und Soziales (2005).
[18] vgl. Kretschmer, J., Giewald, C. (2001), S. 44 ff.
[19] vgl. Weltgesundheitsorganisation Europa (1986).

4

2.2 Die Bedeutung des Bewegungsmangels für die kindliche Entwicklung

Bewegungsmangel kann nicht nur chronische Krankheiten wie Übergewicht hervorrufen, sondern unter anderem auch Probleme in der motorischen Entwicklung, den Haltungsschwächen, psychosomatische Störungen, psychologische Auffälligkeiten oder eine Schwächung des Immunsystems verursachen. Durch Bewegung können diese auftretenden gesundheitlichen Einschränkungen behoben werden. Schließlich stärkt Bewegung das Immunsystem und reguliert den Kalorienverbrauch, was wiederrum vor Diabetes schützt. Ebenso spielt die motorische Bedeutung eine wichtige Rolle. Mittels Bewegung erarbeitet sich das Kind eine gesunde Körperhaltung und wird allgemein fitter. Zudem wird durch Bewegung bzw. Sport das Glückshormon Endorphin freigesetzt. Dies führt zu einem allgemeinen psychischen Wohlbefinden bei Kindern, aber auch bei Erwachsenen. Die kognitive Bedeutung des Bewegungsmangels liegt in den ersten Entwicklungsjahren des Kindes, da Kleinkinder ihre Fähigkeiten über unmittelbare Handlungen aneignen. Mit den durchgeführten Handlungen des Kindes werden Ausgangssituationen für das Kind vorsehbar und die Intelligenz des Kindes immer größer.[20] In der frühkindlichen Entwicklung hat Bewegung durch Gestik, Mimik etc. eine soziale Bedeutung. Mithilfe der Körperhaltung des Kindes kommuniziert es mit seiner Umwelt ohne zu sprechen. Dies hat zur Folge, dass eine Interaktion mit den Eltern stattfinden kann und diese dann auf die Bedürfnisse des Kindes eingehen können.[21] Es lässt sich feststellen, dass die Bewegung die Grundlage zur späteren Entwicklung von Sprache ist.[22] Ein weiterer Ansatzpunkt liegt in der Psyche des Kindes. Kinder lernen durch Bewegung ihre Umwelt und sich kennen. Sie erarbeiten sich Fähigkeiten sowie ein gesundes Selbstbewusstsein, welches mit der Entwicklung der eigenen Identität einhergeht. Aufgrund dieses Prozesses werden Kinder im späteren Verlauf handlungsfähig im zwischenmenschlichen Verhalten und optimistischer bei neuen Anforderungen.[23]

---

[20] vgl. Zimmer, R. (1999), S. 38.
[21] vgl. Hurrelmann, K. (2003), S. 114.
[22] vgl. Zimmer, R. (2001a), S. 76 ff.
[23] vgl. Zimmer, R. (2001a), S. 24 ff.

2.3 Gesundheitsförderung

Die Problematik des Bewegungsmangels und die damit verbundene Folge von Übergewicht, wie eingehend in 2.1 erklärt, wird nicht nur in Deutschland ernst genommen. Daher
machen sich Organisationen wie die WHO zur Aufgabe Bewegung zu fördern.[24] Mit Pro-
grammen wie der „Schaffung bzw. Erhaltung von bebauten und natürlichen Umgebungen
zur Förderung von Bewegung, einschließlich Grün- und Wasserflächen für eine aktive
Freizeitgestaltung (z. B. kostenlose Sporteinrichtungen im Freien, sichere fußgänger- und
fahrradfreundliche Routen)"[25] soll ein Beitrag zur Normalisierung des Körpergewichtes
erreicht werden. Ebenso zeigen die Themen des Gesundheitstages in Deutschland, dass die
Aufklärungsarbeit verbessert wird. Als Beispiel hierfür dient der Gesundheitstag aus dem
Jahr 2005, wo das Thema lautete: „Mutter und Kind- Gesundheit von Anfang an".[26] Die
Weltgesundheitsorganisation entwickelte zehn Ziele, um die Gesundheit von Kindern zu
fördern:

1. „Ein gesundes Ernährungsverhalten bei Kindern und Jugendlichen wird gefördert,
   Fehl-, Über- und Unterernährung sind reduziert, Setting Familie und Freizeit.

2. Motorische Fähigkeiten bei Kindern und Jugendlichen sind gestärkt, Bewegungsmangel ist reduziert, Setting Familie und Freizeit.

3. Fähigkeiten zur Stressbewältigung bei Kindern sind gestärkt, Stressoren reduziert,
   Schutzfaktoren gefördert, Setting Familie und Freizeit.

4. Ein gesundes Ernährungsverhalten bei Kindern wird gefördert, Fehlernährung ist
   reduziert, Setting Kindertagesstätte.

5. Motorische Fähigkeiten bei Kindern sind gestärkt, Bewegungsmangel ist reduziert,
   Setting Kindertagesstätte.

6. Fähigkeiten zur Stressbewältigung bei Kindern sind gestärkt, Stressoren reduziert,
   Schutzfaktoren gefördert, Setting Kindertagesstätte.

---

[24] vgl. Weltgesundheitsorganisation Europa (2015).
[25] Weltgesundheitsorganisation Europa (2015).
[26] Weltgesundheitstag (o.J.).

6

7. Ein gesundes Ernährungsverhalten bei Kindern und Jugendlichen wird gefördert, Fehlernährung ist reduziert, Setting Schule.

8. Motorische Fähigkeiten bei Kindern und Jugendlichen sind gestärkt, Bewegungsmangel ist reduziert, Setting Schule.

9. Fähigkeiten zur Stressbewältigung bei Kindern und Jugendlichen sind gestärkt, Stressoren reduziert, Schutzfaktoren gefördert, Setting Schule.

10. Die Rahmenbedingungen für Gesundheitsförderung in Kindertagesstätten, in der Schule sowie in Familie und Freizeit sind optimiert."[27]

Anhand dieser Ziele erhofft sich die WHO eine Optimierung der Kindesgesundheit durch Präventivprogramme, darunter die der Bundeszentrale für gesundheitliche Aufklärung(BZgA). Diesen Präventivprogrammen schließen sich Träger sozialer Leistungen wie Krankenkassen durch Zuschüsse oder Sponsoren durch ehrenamtliche Tätigkeiten an.[28] Beispiele für Bewegungsförderungsprojekte bei Kindern sind:

- Hüpfdötzchen – Kindergarten in Bewegung =>Senkung von Koordinationsstörungen und motorischen Auffälligkeiten
- Psychomotorische Kindertagesstätte => Förderung der Persönlichkeitsentwicklung durch Bewegung
- Wie kommt Lisa nach Pisa => ganzheitliche Entwicklungsförderung durch Bewegung

Zusammenfassend lässt sich sagen, dass die Ursachen des Bewegungsmangels zum einen mit der zunehmenden Technisierung der Welt aber auch mit den sozialen Ungleichheiten zusammenhängen. Das Kapitel offenbarte die Bedeutung von Bewegungsmangel, welcher auf motorischer, kognitiver, psychischer und sozialer Ebene Einflüsse auf die Kindesentwicklung hat. Eine frühzeitige sportliche Förderung des Kindes liegt somit im Interesse vom Kind selbst, aber auch der Eltern. Diese Förderung passiert mithilfe von Organisatio-

---

[27] Altgeld, T. (2003), S. 123.
[28] vgl. GVG - Gesellschaft für Versicherungswissenschaft und -gestaltung e.V. (2002), S. 66f.

nen, politischen Maßnahmen und sozialen Trägern, die Projekte der Bewegungsförderung ins Leben rufen.

3. Methode

Im Folgenden wird ein Gesundheitsmodell definiert und erklärt, um so den Verlauf einer gesundheitlichen Verhaltensveränderung zu verdeutlichen. Dabei liegt der Fokus auf dem Modell der gesundheitlichen Überzeugungen (Health-Belief-Model). Das Modell soll die in Kapitel 2.2 dargestellten Bedeutungen von Bewegungsmangel miteinbeziehen. Dazu werden Maßnahmen erläutert, die zur Modellumsetzung beitragen.

Das Modell der gesundheitlichen Überzeugung (HBM) wurde im Jahr 1966 vom Sozialpsychologe Irwin M. Rostock entwickelt und später im Jahre 1974 vom Psychologen Marshall H. Becker angeglichen.[29] Inhaltlich geht es bei diesem Modell, das zu den Fruchtappell-Theorien zählt[30], darum herauszufinden, welche inneren Bedingungen zu einem gesundheitlichen Handeln führen. Dabei liegt der Schwerpunkt des Modells auf der subjektiven Gesundheitsüberzeugung.[31] Das bedeutet, dass Personen erst dann eine Verhaltensänderung vollziehen, wenn sie eine Krankheit oder eine wahrgenommene Gefährdung für sich selbst als bedrohlich empfinden.[32] Wenn diese Gefahr wahrgenommen werden, erfolgt eine nicht sichtliche, subjektive Kosten-Nutzen-Analyse. Ist der Nutzen der vorbeugenden Maßnahme höher als die Kosten der möglichen Krankheit, wird die Person ihr Verhalten gesundheitlicher gestalten.[33] Somit lässt sich sagen, dass sich eine Verhaltensänderung durch zwei Einstellungen bestimmen lässt. Erstens ist es von Bedeutung, ob sich die Person gesundheitlich gefährdet fühlt und wie sie die Bedeutung der gesundheitlichen Bedrohung

---

[29] vgl. Schwarzer, R. (2004), S. 40f.
[30] vgl. Spektrum (2000).
[31] Definition: "Theorien, die annehmen, dass Menschen mit ihrem Risiko konfrontiert und wachgerüttelt werden müssen, damit sie ihr Verhalten ändern, werden als Furchtappelltheorien bezeichnet." Lippke, S., Renneberg, B. (2006), S. 36.
[32] Vgl. Schwarzer, R. (2004), S. 40f.
[33] vgl. Spektrum (2000).

einschätzt. Zweitens stellt sich die Frage für die Person, ob sie glaubt mit einem gesundheitlichen Verhalten die Gefährdung minimieren zu können.[34]

Das hier bildhaft dargestellte Modell zeigt die einzelnen Komponenten. Hineinspielend sind demographische Variablen (soziale Klassifikation), psychologische Charakteristika (Persönlichkeit), Gesundheitsmotivationen und Handlungsreize. Hierbei zeigt sich auch das Ergebnis der Metaanalyse von Harrison et al: je höher Menschen den Schweregrad ihrer Gesundheitsbedrohungen einschätzen, desto eher zeigen sie Gesundheitsverhalte."[35]

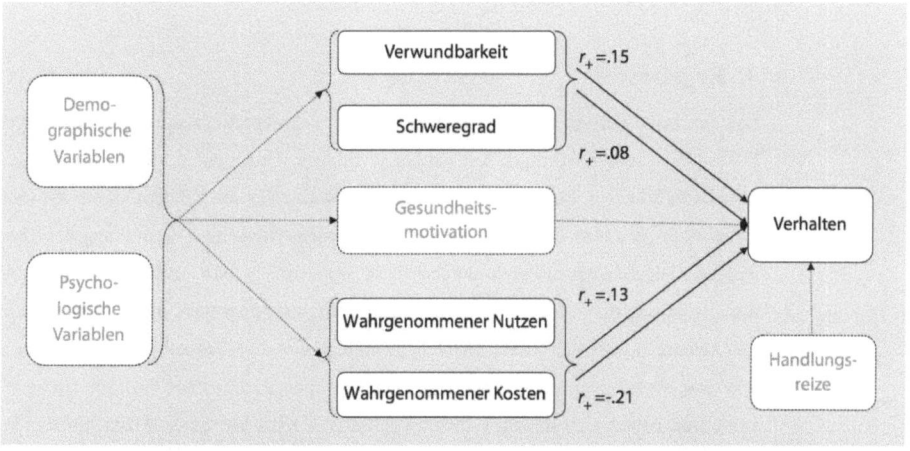

Abb.1: Das Modell gesundheitlicher Überzeugungen mit aggregierten Korrelationen aus der Metaanalyse. Quelle: Harrison, J.A. et al (1992), S. 107 ff.

Damit Handlungsreize an das Verhalten appellieren können, braucht man ein inneres Signal. Ein Beispiel hierfür wären die Themen des Gesundheitstages oder aber Projekte mit plakativer Werbung wie in Kapitel 2.3 beschrieben. Allerdings weist das Modell auch Schwächen auf. Schließlich ist die wahrgenommene Gefährdung und deren Bedeutung für den Einzelnen subjektiv und daher kein guter Prädiktor für eine Verhaltensänderung. Des

---

[34] Vgl. Lippke, S., Renneberg, B. (2006), S. 36.
[35] Vgl. Lippke, S., Renneberg, B. (2006), S. 37.

Weiteren wird „Angst" eingesetzt, um Menschen in ihrem Verhalten zu verändern, was grundsätzlich moralisch nicht vertretbar ist. Die wichtigste Kritik ist allerdings, dass die Intention, welches das Handeln eines Menschen bestimmt, in dem Modell von Rostock und Becker fehlt.[36] Es ist somit festzuhalten, dass das Modell der gesundheitlichen Überzeugung nach wie vor von Bedeutung ist. Das zeigt sich darin, dass die Prädiktatoren Angst/Schock, z.b. Bilder auf Zigarettenpackungen, auch heute noch dazu anregen das eigene Verhalten gesundheitsbewusster zu gestalten. Fraglich ist jedoch, ob es der schnellste Weg zum Ziel ist.

4. Ergebnisse

Das eigens entworfene Projekt „Mach's mit Cony", das zur Verbesserung der körperlichen Fitness bei Kindern beitragen soll, ist ein sowohl im Kindergarten als auch zu Hause anwendbares Konzept. Es stärkt das Gesundheitsbewusstsein von Kindern, denen die Grundlagen einer gesunden Ernährung beigebracht werden. Neben der Vermittlung der Theorie werden viele Bewegungsspiele durchgeführt, woran die Kinder auch Spaß haben sollen. Zur Steigerung der Effektivität werden auch Eltern miteinbezogen, die sich aktiv am Projekt beteiligen, was sich jedoch als nicht so einfach gestaltet. Schließlich müssen diese Zeit und Geld investieren, was bei Familien, die ein geringes Einkommen beziehen oder einfach keine Lust haben, sich als sehr schwierig gestaltet. Gerade hier gilt es Maßnahmen in Form von z.B. der Gründung von Vereinen zu schaffen, welche der finanziellen Förderung jener Familien dienen.

---

[36] Vgl. Lippke, S., Renneberg, B. (2006), S. 36 ff.

4.1 Erstellung eines selbstentwickelten Bewegungsprogramms für Kindergartenkinder

Projektname	„Mach's mit Conny"
Thema	Gesundheitsförderung mit einer Kinderheldin
Ziel	Kinder sollen sich täglich im Kindergarten eine Stunde durch Bewegungsspiele von Conny bewegen und durch ein Sticker-Heft eine gesunde Ernährung erlernen
Zielgruppe	Kindergartenkinder (3- 6 Jahre)
Durchführungsorte	In der Kindertagesstätte und zu Hause
Theoretischer Hintergrund	Eltern und Erzieher erhalten durch geschulte Präventionsfachkräfte drei Seminare
Umsetzung	Ernährungslehre für Eltern/Erzieher, Vorstellung von Rezepten zum gemeinsamen Kochen von Eltern/ Erzieher und Kinder, gemeinsames Ausfüllen des Sticker-Heftes und die damit verbundene Kontrolle, 5 Stunden Bewegungsspiele pro Woche im Kindergarten (draußen und drinnen), Event für Kinder gemeinsames Kochen und Spielen mit Conny
Evaluation	Einrichtung eines internen „Netzwerkes" für Eltern und Erzieher um sich auszutauschen und bei Problemen zu helfen

Tab. 1: „Mach's mit Cony"-Konzept. Quelle: eigene Darstellung

Charakteristik des Programms

Das Projekt „Mach's mit Conny" ist angelehnt an die Kinderromane von Liane Schneider. Hierbei ist Conny ein braves Mädchen von nebenan, das den Kindern einen normkonformen Alltag zeigt und dadurch zur Kinderheldin wird. Aus diesem Grund ist das Projekt an der Romanfigur Conny angelehnt, da sie als Vorbild gilt und mit den Kindern gemeinsam in ein gesundes Leben starten soll. Das primäre Ziel besteht darin eine Bewegungs- und Ernährungsumstellung mit einer eingehenden Verhaltensveränderung für Kindergartenkinder zu erlangen, was als präventive Maßnahme vor Übergewicht zu sehen ist. Es soll spiele-risch und spaßorientiert eine gesunde Ernährung erklärt und Bewegung gefördert werden.

Konzeption

Das Projekt „Mach´s mit Conny" ist nicht nur im Kindergarten, sondern ebenso zu Hause durchführbar. Eltern und Erzieher sollen durch eine gezielte Aufklärung, die durch geschul-te Fachkräfte in Form von Seminaren unterstützt wird, im Kindergarten zusammen an der Verhaltensänderung der Kinder arbeiten. Insgesamt sind es drei Seminare, wodurch es eine Gliederung der Themen gibt:

1. Seminar= Mit Conny sich gesund ernähren
2. Seminar= Mit Conny die richtige Bewegung finden
3. Seminar= Probleme & Rückfragen

Ziel ist es im ersten Seminar den Eltern und Erziehern zu verdeutlichen, wie eine gesunde Ernährung aussieht. Dabei werden die Folgen von schlechter Ernährung erläutert sowie die Thematik von Adipositas besprochen. Auf diese Weise soll der Konsum von Obst und Ge-müse erhöht und der von Süßigkeiten und süßhaltigen Getränken reduziert werden. Des Weiteren werden Methoden in Form von Liedern, Gedichten und Rezepten für gemeinsa-mes Kochen und Backen von Eltern/Erziehern und Kindern gezeigt. Im Anschluss daran gibt es ein Klebeheft mit „Connystickern" (grün und rot). Diese sind ausschließlich für die Kinder bestimmt, welche nach jeder Mahlzeit das Heft gemeinsam mit ihren Eltern/ Erzie-hern mit grünen bei einer gesunden und mit roten Stickern bei einer ungesunden Mahlzeit bekleben. So können sich nicht nur die Eltern oder Erzieher, sondern auch deren Kinder einen Überblick verschaffen, wie sie sich tatsächlich ernähren, um so ein besseres Bewusst-sein für ihre Ernährung zu erlangen und langfristig auf eine gesunde Ernährung hinarbeiten. Im zweiten Seminar gibt es eine allgemeine Einführung in das Themengebiet der Bewe-gung. Außerdem wird aufgezeigt, welche Bedeutung diese für die kindliche Entwicklung hat. Anschließend werden Bewegungsspiele für Kinder vorgestellt, welche auch in einem Kinderbuch mit Conny gemeinsam gespielt werden können. Ziel ist es fünf Stunden die

Woche im Kindergarten festzulegen, wo diese Spiele in die Praxis umgesetzt werden sowohl drinnen als auch draußen. Zusätzlich werden Eltern über Sportvereine in der Umgebung informiert und dazu angehalten nach den Interessen und Begabungen der Kinder zu handeln. Um beide Themen zu verbinden und den Kindern das Ganze einfacher zu erklären, wird es alle 6 Monate einen Tag geben, wo die Romanfigur Conny mit den Kindern gemeinsam ein Gericht kocht oder backt, ihnen erklärt was gesund und ungesund ist und anschließend 1-2 Bewegungsspiele mit den Kindern spielt. Das letzte Seminar soll als Evaluation gesehen werden. Hier findet ein Austausch mit Eltern, Erziehern und Fachkräften statt, um herauszufinden was gut geklappt hat und woran man zukünftig gemeinsam arbeiten kann. Alle Beteiligten sollen dazu angeregt werden, eine Form von „Netzwerk" zur gegenseitigen Unterstützung und Lösung von Problemen zu bilden.

Bewegungsprogramm/spiel

Exemplarischer Stundenaufbau	
Aufbau	Gymnastikmatten liegen Sternförmig zusammen, auf jeder Matte befindet sich ein buntes Jongliertuch und eine Klangschale steht in der Mitte
Begrüßung	Jedes Kind darf 1x die Klangschale klingen lassen und von einem kurzen schönen Erlebnis des Tages oder der Woche erzählen
Warm- Up -1-	Bewegung mit den Jongliertüchern zur allgemeinen Mobilisierung dabei läuft im Hintergrund leise ausgewählte Kindermusik
Warm- Up- 2-	Leichtes Dehnen im Sitzen mit abschließender Zielposition im Stehen
Hauptteil: Bewegungsspiel 1	„Der Zwergenwald" Den Kindern wird eine Geschichte erzählt, wodurch sie sich unterschiedlich Bewegen müssen. Darin verbunden sind sowohl statische als auch dynamische Übungen. Es folgt eine Stichwortartige Erzählung des Spieles „Zwergenwald" - Wir befinden uns mitten im Wald und steigen aus unserem Zelt hinaus

	- Wir recken und Strecken uns und schauen dann über die Bäume hinüber
	- Wir wandern los, wir steigen über kleine Bäche und balancieren über Baumstämme
	- Vor uns steht nun ein großer Baum-> einem einer statischen Übung des Baums
	- Wir wandern weiter und treffen einen Holzfäller und helfen ihm Holz zu hacken- >dynamische Übung des Holzhackens
	- Wir wandern weiter und sehen ein Kaninchen -> zuerst statische Übung durch Rolleneinnahme des Kaninchens und dynamische Übung durch hüpfen wie ein Kaninchen
	- Mehrmalige Wiederholung des Wanderns über Bäche und Baumstämme
	- Wir treffen einen Riesen und einen Zwerg-> dynamische Übung durch wechsle der Rolle von Zwerg und Riese
	- Wir gehen weiter und sehen Berge-> statische Übung, Yoga Position „Hund" als Verbildlichung des Berges.
	- Vom Berg geht's ins Thal-> statische Übung, Yoga Position „Kobra" als Verbildlichung des Thals
	- Wir gehen weiter und treffen nochmal Zwerge und gehen mit ihnen in ihre Höhle-> dynamische Übung bis die Kinder sich hinlegen
	- Es ist kalt in der Höhle, daher zünden wir eine Kerze an- >statische Übung „Kerze"
	- Anschließendes liegen
Hauptteil: Bewegungsspiel-2-	„Feuer, Wasser, Eis, Blitz und Sonne" Bei diesem Bewegungsspiel wird die Kindermusik lauter gestellt, alle sollen sich bewegen und das so wie die Kinder es gerne möchten. Nach einer gewissen Zeit wird die Musik ausgestellt und die Erziehe-

	rin nennt einen der oben genannten Begriffe sodass die Kinder mit einer bestimmten Bewegung darauf reagieren sollen. Nach Ausführung der Übung wird die Musik erneut angestellt. Feuer= auf den Bauch legen Wasser= mit einem Bein auf die Matte stellen Eis= einen Partner finden und sich festhalten Blitz= in der Position erstarren in der sie sich befinden Sonne= auf das Gesäß setzten und sich drehen
Cool down/Entspannung	„Pizza backen" Hierbei sollen sich die Kinder zu zweit zusammenfinden, abwechselnd massieren sich die Kinder am Rücken durch die Anleitung der Erzieherin. Es wird auch hier eine Geschichte erzählt, wodurch die Kinder unterschiedliche Bewegungen am Rücken des Partners ausüben. - Teig ausklopfen – leichtes Klopfen des Rückens - Teig auslegen – nach rechts streichen des Rückens - Mit Tomatensauce bestreichen- nach links streichen Rückens - Mit unterschiedlichen Belägen verzieren – unterschiedliche Bewegungen für Salami, Paprika und Co. - Mit Käse bestreuen – über den Fingerspitzen über den Rücken tippen - In den Ofen drücken – sanft den Rücken von links nach rechts drücken und ziehen

Tab. 2: Bewegungsprogramm/Spiel. Quelle: eigene Darstellung

4.2 Kritische Würdigung des selbstentwickelten Bewegungsprogramms

Das Projekt „Mach`s mit Conny" kann zur Verbesserung des gesundheitlichen Verhaltens bei Kindern beitragen, was in Kapitel 4.1 deutlich wurde. Neben dem Stattfinden einer engen Zusammenarbeit zwischen Erziehern und Eltern, werden allen Beteiligten die Ursachen, Folgen und Maßnahmen zur Vorbeugung von Übergewicht beigebracht. Darüberhinaus sorgt es für ein Interagieren zwischen Eltern und Kindern, was wiederum das Familienverhältnis stärkt. Kinder lernen spielerisch den Umgang mit der Ernährung kennen und bewegen sich in der Woche fünf Stunden mit gezielten Bewegungsspielen, welche ebenso die sozialen Kompetenzen fördern. Deutlich wird, dass durch das Zusammenspiel von Ernährung, Bewegung und dem erschaffenen Netzwerk von Eltern und Erziehern die Kinder zu gesunden Heranwachsenden erzogen werden können. Probleme des Projektes sind die unterschiedlichen sozialen Umgebungen und die damit verbundenen finanziellen Mittel. Solch eine Art von Projekt würde von Eltern selbst finanziert werden müssen, was es schwierig macht alle beteiligten Eltern zu den in Kapitel 4.1 erwähnten Seminaren zusammen zu bringen. Das hätte zu Folge, dass der Wissensstand nicht der Gleiche ist und die Förderung zu Hause nicht weitergehen kann, sondern ausschließlich im Kindergarten stattfindet. Zur Gewährleistung einer Chancengleichheit ist ein interner Förderverein erforderlich, um finanziell schwächeren Familien unterstützen zu können, damit allen Kindern die gleiche Förderung geboten werden kann.

5. Fazit

Die vorliegende Hausarbeit legte vor dem aktuellen Hintergrund der zunehmenden Problematik von übergewichtigen Kindern und der belegten bundesweiten Kinder- und Jugendgesundheitssurveys (KiGGS) den Schwerpunkt auf die Theorie des Fruchtappels sowie des Modells der gesundheitlichen Überzeugung. Behandelt wurde in diesem Kontext die Frage, wie und durch welches Bewegungsprogramm gegen Übergewicht bei Kindern vorgegangen werden kann. Das in der Arbeit aufgezeigte Modell, „Mach's mit Cony" ist eines von potentiellen vielen Konzepten zur Schaffung einer Umwelt, wo Kinder nicht nur gesund leben, sondern auch Spaß daran haben. Kindern und deren Eltern werden Inhalte über eine ausgewogene Ernährung und körperfördernde Bewegung vermittelt, welche diese unmittelbar umsetzen können. Obwohl das Implementieren sich als nicht einfach gestaltet, gerade weil einiges an Aufwand erforderlich ist und manch eine Familie für sie schwere finanzielle

Opfer zu bringen hat, handelt es sich um einen viel versprechenden Ansatz, der sich entsprechend positiv auf die Gesundheit des Kindes auswirkt. Dass diese gefördert wird, hat positive Auswirkungen auf die Psyche und das spätere Verhalten des Kindes, welches mit einer besseren Einstellung durchs Leben geht und sich selbst damit am besten hilft. Eine frühkindliche Förderung der Gesundheit ist ein oftmals in Deutschland vernachlässigter Aspekt, was die bereits zu Anfang im Rahmen der Zielsetzung der Arbeit genannten Zahlen belegen. Fettleibigkeit ist nicht nur schädlich für den Körper, sondern auch für die Psyche des Kindes, das von anderen gemobbt wird und zu Maßnahmen greift, die sich auf das Kind selbst oder die Umwelt negativ auswirken. Eine intensive Auseinandersetzung mit der eigenen Gesundheit ist somit von oberster Priorität, damit schon heute die besten Voraussetzungen für das eigene Kind getroffen werden können, welches in Hinblick auf das eigenständige Leben später gesundheitlich optimal vorbereitet wird.

Literaturverzeichnis

Altgeld, Th. (2003): Health targets for children and youths. A contribution to equal opportunities?, in: Bundesgesundheitsblatt-Gesundheitsforschung, 46. Jg., Nr.2, S. 121-127

Bundesministerium für Arbeit und Soziales (2005): Lebenslagen in Deutschland. Der 2. Armuts- und Reichtumsbericht der Bundesregierung. URL: http://www.bmas.de/SharedDocs/Downloads/DE/PDF-Publikationen/forschungsprojekt-a332-lebenslagen-in-deutschland-alt-821.pdf;jsessionid=FB2D9DEBCD0D444AD27A2C438B8FC004?__blob=publicationFile&v=2, Abruf am 31.10.2017

Bundesministerium für Gesundheit (2017): Förderung der Kindergesundheit. URL: https://www.bundesgesundheitsministerium.de/themen/praevention/kindergesundheit/kindergesundheit.html, Abruf am 22.10.2017

Deutsche Gesellschaft für Ernährung e.V. (2017) So Dick war Deutschland noch nie. URL: http://www.dge.de/presse/pm/so-dick-war-deutschland-noch-nie/, Abruf am 22.10.2017

Deutscher Sportbund (2003): WIAD-AOJ-DSB-Studie II. Bewegungsstatus von Kindern und Jugendlichen in Deutschland. URL: http://www.ehrenamt-im-sport.de/fileadmin/fm-ehrenamtimsport/pdf/wiad_2003_a3891f21.pdf, Abruf am 31.10.2017

GVG - Gesellschaft für Versicherungswissenschaft und -gestaltung e.V. (2002) gesundheitsziele.de–Forum Gesundheitsziele Deutschland. Berlin 2002 http://www.spektrum.de/lexikon/psychologie/gesundheitsverhaltensmodelle/5915, Abruf am 23.10.2017

Harrison, J.A., Mullen, P.D., Green, W. (1992): A meta-analysis if studies of the Health Belief Model with adults, in: Health Education Research, 7.Jg., Nr.1, S. 107-116

Hurrelmann, K. (2003): Einführung in die Kindheitsforschung, 2. Aufl., Weinheim/Basel/Berlin 2003

Kretschmer, J. (2004): Zum Einfluss der veränderten Kindheit auf die motorische Leistungsfähigkeit, in: Sportwissenschaft 2004, o.Jg., Nr. 4, S. 414-437

Kretschmer, J., Giewald, C. (2001): Können Kinder wirklich nicht mehr rückwärts laufen?, in: Zimmer, R. (Hrsg.), Kindheit in Bewegung, Schorndorf 2001, S. 44-55

Lippke S., Renneberg B. (2006): Theorien und Modelle des Gesundheitsverhaltens, in: Renneberg B., Hammelstein P. (Hrsg.), Gesundheitspsychologie, Berlin/ Heidelberg 2006, S. 35-61.

Mehling, P. (2017): Bewegungsmangel. URL: http://flexikon.doccheck.com/de/Bewegungsmangel, Abruf am 22.10.2017

Meinel, K. (1998): Die Bedeutung der Motorik für die Entwicklung der Persönlichkeit, in: Meinel, K., Schnabel, G. (Hrsg.), Bewegungslehre – Sportmotorik. Abriss einer Theorie der sportlichen Motorik unter pädagogischem Aspekt, 9. Aufl., Berlin 1998, S. 20-32

Schwarzer, R. (2004): Psychologie des Gesundheitsverhaltens. Eine Einführung in die Gesundheitspsychologie, 3. Aufl., Göttingen 2004

Spektrum (2000): Lexikon der Psychologie: Gesundheitsverhaltensmodelle. URL: Weltgesundheitsorganisation Europa (1986): Ottawa-Charta zur Gesundheitsförderung 1986. URL: http://www.euro.who.int/__data/assets/pdf_file/0006/129534/Ottawa_Charter_G.pdf, Abruf am 30.10.2017

Weltgesundheitsorganisation Europa (2015): Bewegungsmangel und Diabetes. URL: http://www.euro.who.int/de/health-topics/noncommunicable-diseases/diabetes/news/news/2015/11/physical-inactivity-and-diabetes, Abruf am 30.10.2017

Weltgesundheitstag (o.J.): Informationen zum Weltgesundheitstag 2005. URL: http://www.weltgesundheitstag.de/cms/index.asp?inst=wgt-who&snr=10279&t=2005%A7%A7Mutter+und+Kind, Abruf am 31.10.2017

Zimmer, R. (1999): Handbuch der Psychomotorik, Theorie und Praxis der psychomotorischen Förderung von Kindern, 2. Aufl., Freiburg i. Breisgau 1999

Zimmer, R. (2001a): Handbuch der Bewegungserziehung. Didaktisch- methodische Grundlagen und Ideen für die Praxis, 11. Aufl., Freiburg i. Breisgau 2001

Zimmer, R. (2001b): Identität und Selbstkonzept- Zur Bedeutung von Bewegungserfahrungen für die Persönlichkeitsentwicklung, in: Zimmer, R., Hunger, I (Hrsg.), Kindheit in Bewegung, Schorndorf 2001

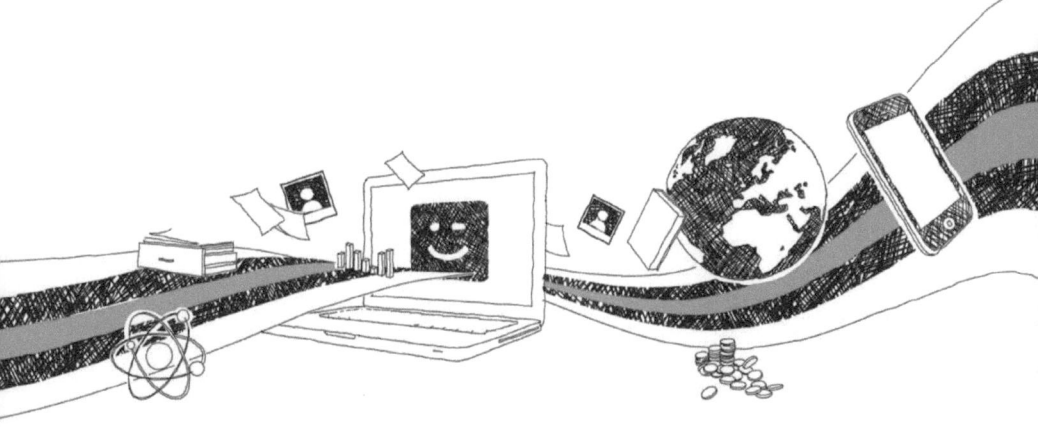
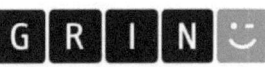